3 次 元 型 睡 眠 尺 度 マニュアル

～はたらく現代人のための睡眠チェックシート～

久留米大学医学部環境医学講座
松本 悠貴 著

久留米大学医学部神経精神医学講座
内村 直尚 監修

丸善プラネット

はじめに

　2017年の流行語大賞に「睡眠負債」という言葉がノミネートされました。睡眠の大切さが注目されるようになったのは喜ばしいことですが、睡眠で何かしろの悩みを抱えている人がそれだけ多かったからではないのか、と捉えると決して喜べない結果と言えます。過去数十年にわたり日本人の睡眠時間は減り続けており、日本は世界的にみても睡眠時間が少ない国として有名です。その原因の一つとして考えられているのは、仕事を遂行するためには睡眠時間を削ることも厭わないといった、とても勤勉で責任感が強い、日本人の国民性にあります。これは大変誇るべきものでもありますが、その結果として睡眠時間を削ることに抵抗が薄れてしまい、私たちの中で知らず知らずのうちに睡眠の価値が下がってしまいました。仕事のない日でも夜更かしをするのが当たり前になったり、体調が思わしくない原因が睡眠にあることになかなか気付かなかったりなど、いずれも24時間型社会となった現代人にとっては決して珍しくない現象です。先ほど、日本は世界的にみても睡眠時間が少ない国であると述べましたが、その中でも特に少ない年齢層が40代です。40代といえば最も働き盛りである世代とも言えますが、たくさん働いた分だけ、それに相応する休息も必要となります。休息が足りない分の、いわゆる睡眠負債の"つけ"は、本人のからだやこころの健康だけでなく、仕事や家庭にまで回ってきます。

　今回、私たちがこの3次元型睡眠尺度(3DSS)を開発した最も大きな目的は、多くの人にこのツールを使っていただくことで、少しでも睡眠の価値に対する個々の意識を高めてもらうことにあります。自分の睡眠が今どのような状態にあるのか、具体的に睡眠のどういったところに問題があるのか、科学的尺度を使ってどなたでも簡単にチェックしていただけます。また、個々人の睡眠をチェックしたいと考えていらっしゃる産業医・保健師・衛生管理者などの方々にも幅広く使っていただけることを望みます。3DSSを通して、勤勉で責任感が強い日本人だからこそ睡眠を大切にする社会となるよう、少しずつその歩みを進めていきましょう。

松本　悠貴

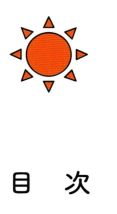

目　次

1. 3次元型睡眠尺度-3DSS(3 Dimensional Sleep Scale)-とは？ ……………… 1
2. ピッツバーグ睡眠質問票-PSQI(Pittsburgh Sleep Quality Index)-との違い　2
   - 3DSSの方が優れている点 ……………………………………………… 2
   - PSQIの方が優れている点 ……………………………………………… 3
3. 質問項目と採点方法 …………………………………………………………… 4
4. 3DSSで測定できるもの ………………………………………………………… 6
   - 睡眠の位相について、さらに詳しく－位相を測る意味－ ……………………… 6
   - 睡眠の質について、さらに詳しく－質を測る意味－ ……………………… 8
   - 睡眠の量について、さらに詳しく－量を測る意味－ ……………………… 9
5. 3DSSの性・年代別における得点分布 …………………………………………… 11
6. SDS得点に基づいた抑うつ度別における得点分布 …………………………… 13
   - 3DSSのカットオフ値について ………………………………………… 13
7. 位相・質・量の3次元評価に基づく睡眠型の分類 ……………………………… 14
8. 被験者フィードバック用"睡眠型診断結果表" ………………………………… 15
9. 特に注意したい、尺度得点の低得点者 ………………………………………… 16
10. 引用文献 ………………………………………………………………………… 17

調査用

以下のURLからダウンロードすることができます。

http://planet.maruzen.co.jp/3dss/3dss.pdf

問診用

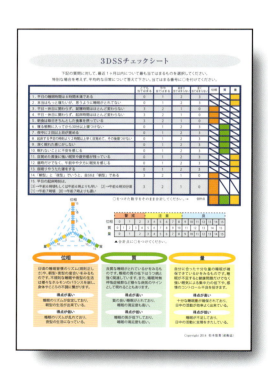

以下のURLからダウンロードすることができます。

http://planet.maruzen.co.jp/3dss/checksheet.pdf

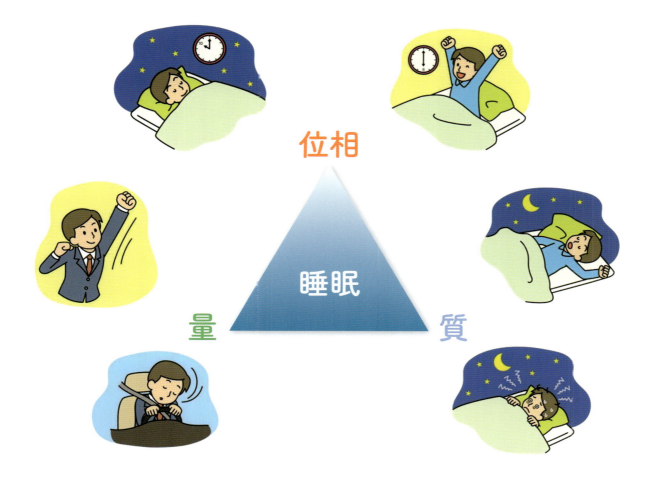

1. 3次元型睡眠尺度 −3DSS(3 Dimensional Sleep Scale)−とは？

　3次元型睡眠尺度（以下3DSS）は、個人の睡眠習慣を"位相"、"質"、"量"の3点から把握することが出来る尺度です[1]。これまでに使用されていた睡眠尺度はこれら3点のうちの1点もしくは2点、多くは質と量を測定し、総合点で睡眠状態を評価するというものでした。しかしながら睡眠に関連した抑うつの問題では、睡眠の質と量がそれぞれ異なる機序で関連している可能性[2,3]が指摘されており、これらは別々に評価することが望まれます。さらに、24時間型社会となった現代では、睡眠の不規則・夜型化が問題となっており、そうした位相に関する問題についても評価する必要があります。3DSSはこれら3点を同時にかつ個々で点数化することにより、睡眠の位相・質・量のいずれに問題があるのかをすぐに把握出来ることを特徴とします。特に睡眠時間の後退や不規則化といった位相の問題についてまで網羅しているという点で、24時間型社会が浸透した現代人の睡眠を評価するのに非常に優れた尺度であるといえます。

2．ピッツバーグ睡眠質問票
−PSQI(Pittsburgh Sleep Quality Index)−との違い

ピッツバーグ睡眠質問票（以下PSQI）[4]は、これまでに最も頻繁に使われている睡眠尺度であり、世界的にも多くの国々で使用されています。日本語版は土井ら[5]により作成され、その信頼性・妥当性も証明されています。PSQIは睡眠効率や睡眠時間、日中の眠気といった、睡眠の質と量に関する質問18項目から成ります。3DSSと同様に過去1ヵ月間という時間枠を設定してあり、下位尺度C1（睡眠の質）、C2（入眠時間）、C3（睡眠時間）、C4（睡眠効率）、C5（睡眠困難）、C6（眠剤の使用）およびC7（日中覚醒困難）の合計点（0点〜21点）が高いほど睡眠が障害されていると判定されます。このPSQIと3DSSとの違いとしては、以下のようなものがあげられます。

3DSSの方が優れている点

① **位相評価の有無**
 3DSS：睡眠の位相について評価することが出来る
 PSQI：睡眠の位相について評価することが出来ない

② **不規則な睡眠習慣に対する耐性**
 3DSS：被験者が不規則な睡眠習慣を営んでいても使用することが出来る
 PSQI：被験者が毎日規則正しい睡眠習慣を営んでいることが前提である

③ **採点方法の容易さ**
 3DSS：粗点で評価出来るため採点しやすい
 PSQI：採点方法が繁雑である

> **3DSSはすぐに採点でき、労働者への睡眠指導も行いやすいです。**

PSQIの方が優れている点

① **睡眠相前進に対する耐性**
　　3DSS：睡眠相が前進している者も"良好"と判断されてしまう
　　PSQI：睡眠相の前進・後退については影響を受けない

② **睡眠障害の要因に関する項目の有無**
　　3DSS：睡眠障害の要因に関する項目が含まれていない
　　PSQI：睡眠障害の要因に関する項目が含まれている

③ **先行研究との比較**
　　3DSS：新しい尺度のため先行研究と比較することが出来ない
　　PSQI：多くの研究で使用されており、先行研究と比較することが出来る

　従って被験者対象としては、3DSSは不規則で夜型の睡眠習慣を営んでいる者が多い若年者や都市部在住者を得意とします。一方でPSQIは規則正しい睡眠習慣を営んでいる者が多い、睡眠相が前進している者が多い、腰痛・頻尿など身体的要因のある者が多いなどの理由から、高齢者や地方在住者に強いといえます。母集団の特徴によって両者を上手く使い分けることが重要です。

3DSSが強い！　　　　　**PSQIが強い！**

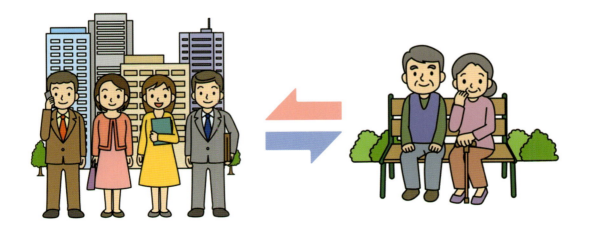

3．質問項目と採点方法

　質問項目は位相5項目、質5項目、量5項目の計15項目から成り、右ページに示すような質問内容になっています。すべて最近1ヵ月以内のことについて尋ねています。回答形式は**位相5を除き**

　　　[1] とても当てはまる
　　　[2] やや当てはまる
　　　[3] あまり当てはまらない
　　　[4] 全く当てはまらない

の**4件法**で回答します。**位相5について**は

　　　[1] 午前6時頃もしくは午前6時よりも早い
　　　[2] 午前6時30分頃
　　　[3] 午前7時頃
　　　[4] 午前7時よりも遅い

の4件法で回答します。

採点は以下のように行います。

	位相	質	量
[1]	3点	0点	0点
[2]	2点	1点	1点
[3]	1点	2点	2点
[4]	0点	3点	3点
総得点幅	**0点−15点**	**0点−15点**	**0点−15点**

位相、質、量尺度すべてにおいて、得点が高くなるほど睡眠状態が良好、低くなるほど不良と判断されます。なお、この尺度は各々の得点で3次元的に睡眠を評価・把握するためのものとなっています。従って、3つの尺度得点を合計した総合点を使用することは出来ませんのでご注意ください。

＜位相尺度＞

位相1	平日・休日に関わらず、就寝時刻はほとんど変わらない
位相2	平日・休日に関わらず、起床時刻はほとんど変わらない
位相3	朝食は毎日きちんとした食事を摂っている
位相4	「朝型」と「夜型」でいうと、自分は「朝型」である
位相5	平日の起床時刻は？ ［１］午前6時頃もしくは午前6時よりも早い ［２］午前6時30分頃 ［３］午前7時頃 ［４］午前7時よりも遅い

＜質尺度＞

質1	寝る態勢に入ってから30分以上寝つけない
質2	夜中に2回以上目が覚める
質3	起床する予定の時刻より2時間以上早く目覚めて、その後寝つけない
質4	深く眠れた感じがしない
質5	眠れないことに不安を感じる

＜量尺度＞

量1	平日の睡眠時間は6時間未満である
量2	本当はもっと寝たいが、思うように睡眠がとれていない
量3	目覚めた直後に強い眠気や疲労感が残っている
量4	昼時だけでなく、午前中や夕方に眠気を感じる
量5	居眠りやうたた寝をする

4. 3DSSで測定できるもの

1) 位相尺度

この尺度をさらに細かく分けると、「毎日規則正しい生活を送っているか」という"規則性"と、「就寝・起床時刻が夜型（夜更かし・朝寝坊）になっていないか」という"睡眠相の後退"という2つの要素から構成されています。

▲**この点数が高い**

毎日規則正しい睡眠がとれており、体内リズムが安定に保たれています。また、日勤の労働を行うのに適した朝型の生活を送ることが出来ています。

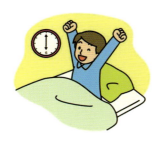

▼**この点数が低い**

睡眠が不規則であり、体内リズムが乱れている可能性があります。また、日勤の労働を行うには適さない夜型の生活を送っています。

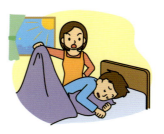

◎睡眠の位相について、さらに詳しく－位相を測る意味－

MEQ（Morningness – Eveningness Questionnaire）尺度[6]を用いた解析報告によれば、朝型の人と夜型の人はそれぞれ3割程存在し、残りの約4割の人はそのどちらでもない中間型に分類されています[7]。こうした分類型は"クロノタイプ"と呼ばれています。クロノタイプの決定は遺伝による個人差[8-10]もありますが、環境に合わせて自分のクロノタイプをある程度変化させることは可能です。海外に移住すればいずれその土地の標準時刻に合わせて生活出来るようになりますよね。

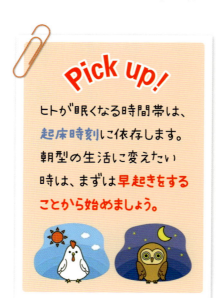

Pick up!
ヒトが眠くなる時間帯は、<u>起床時刻</u>に依存します。朝型の生活に変えたい時は、まずは**早起きをする**ことから始めましょう。

クロノタイプによる深部体温リズムの違い[11-13]は社会活動に影響します。規則的で朝型の人では明け方頃より深部体温が速やかに上昇していくため目覚めもよく、午前中から効率よく働くことが出来ます。従って、昼間に働く日勤労働者の場合はクロノタイプを出来る限り朝型に近い形で維持することが社会的にも生理的にも良いと考えられます。夜更かしせず決まった時間（出来れば午前0時〜4時の間）にきちんと深い睡眠をとると、体の深部体温リズムが安定に維持されます[14]。こうした体内リズムの調整には朝食を摂ること[15-17]も重要です。

不規則で夜型の人では深部体温の変化が緩慢であり、昼夜のメリハリがはっきりしている朝型の人に比べると、夜勤や交代勤務、時差ボケなどに適応しやすいともいわれています。ただし、交代勤務者や夜型の生活を送っている人ではがん[18]やうつ病[7]といった健康リスクが日勤労働者や朝型の人よりも高くなることも報告されています。

2）質尺度

この尺度では良質な睡眠がとれているか、すなわち入眠困難・中途覚醒・早朝覚醒により"睡眠効率が低下していないか"、深く眠れた感じがしない・睡眠に対する不安があるといった"主観的な睡眠の質の低下がないか"を測定します。

▲**この点数が高い**

実際の睡眠時間と寝床に入っている時間がほぼ同じで、効率の良い睡眠がとれています。また、自分の睡眠に対する主観的な満足度も高いようです。

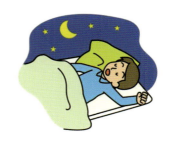

▼**この点数が低い**

実際の睡眠時間と寝床に入っている時間に解離がみられ、効率の悪い睡眠になっています。自分の睡眠に対する主観的な満足度も低いようです。

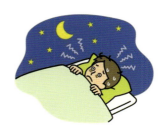

◎睡眠の質について、さらに詳しく －質を測る意味－

　質の悪い睡眠（≒不眠）に関する問題は、精神的な健康問題と隣り合わせにあります。そこで最も注意したいポイントは、"不眠の慢性化"です。不眠が慢性化することでうつ病の発症リスクが何倍にも増加することは多くの研究調査で明らかにされています[19,20]。また、うつ病の症状の一つとしても不眠が高頻度にみられ[21]、いったん良くなったうつ病が再発する因子としても重要です。

　以前までは先行して不眠が起こる「原発性不眠」と、うつ病や睡眠時無呼吸症候群などが原因で二次的に起こる「続発性不眠」という分類が成されていました。一般的に最もよくみられている不眠は原発性不眠の中の「精神生理性不眠」というもので、寝る態勢に入ってもなかなか寝つけない入眠困難が特徴的です。元々決して寝つきが良い人ではなく睡眠に対して過度の不安があり、何かストレスになることがきっかけで発症し、事が過ぎた後も不眠だけが残ります[22]。試験の前日は緊張して眠れないけど、試験が終われば問題なく眠れるものとは明らかに違いますね（これは適応障害性不眠＝急性不眠と呼ばれています）。一方で、続発性不眠では徐波睡眠の低下[23,24]により睡眠の維持が障害されて夜中や朝早過ぎる時間に目が覚めたり（中途覚醒・早朝覚醒）、ぐっすり眠れた気がしない熟眠感の欠如などがみられます。上記にあげたような不眠症状は、単独の場合もあればいくつかの症状が同時に現れることもあります。睡眠環境を整える、生活習慣（特に就寝直前の行動）を見直すなど、まず自分で出来る範囲の努力をし、それでも改善しない場合は専門医の受診を勧めます。治療法としては薬物療法、認知行動療法などがあります。

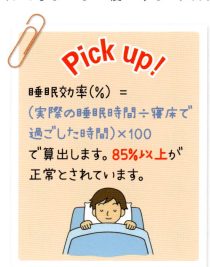

Pick up!
睡眠効率（％）＝
（実際の睡眠時間÷寝床で過ごした時間）×100
で算出します。85％以上が正常とされています。

脳波で眠っていると判定されても、本人が眠れていないと感じる場合は**不眠（逆説性不眠）**と判断されます。

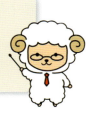

3）量尺度

この尺度では自分が欲している分の睡眠量をきちんととれているか、日中の活動に支障が出ていないかといった、個人に合った睡眠の量（相対量）すなわち"睡眠充足度"を主に測ります。それに加えて、労災認定の基準を定める際にも参照された"健康を害さないための必要最低限の睡眠時間（＝6時間）"[25]は確保出来ているかどうか（睡眠の絶対量）も合わせて評価します。

▲この点数が高い

個人が必要とする睡眠量が十分に確保されており、日中の業務を効率よく行うことが出来ます。生産性が高く、事故を起こすリスクも低めです。

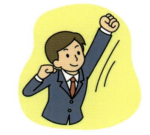

▼この点数が低い

個人が必要とする睡眠量が足りていない、いわゆる睡眠不足の状態です。日中の眠気が強く集中力や生産性が低下し、事故発生のリスク増加が懸念されます。

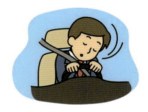

◎睡眠の量について、さらに詳しく －量を測る意味－

　一般的には睡眠を7～8時間とっている人が最も寿命が長いといわれていますが、必要な睡眠時間は人それぞれで異なります[26]。少ない睡眠でも問題のない"短時間睡眠者"と人よりも長く眠らなければならない"長時間睡眠者"では、個人が必要とする徐波睡眠（Stage 3～4）の長さはほぼ同じである一方、浅い眠り（Stage 1～2）の長さに違いがみられ、長時間睡眠者の方がより多くの浅い眠りの時間を必要とします[27]。従って睡眠充足度は個人が必要とする浅い眠りの量をきちんと満たせているかに依存しますが、このStage1～2の浅い眠りは眠りについてから睡眠の後半になればなるほどその割合が高くなります[28]。従って、睡眠時間が短くなると徐波睡眠の時間は比較的保たれるのに対し、浅い眠りの時間は大きく削られるため充足感が得られなくなります。

　睡眠が不足しているか否かを確かめる目安として、朝起きたときに「あと5分でいいから寝たい」というような強い眠気（＝睡眠慣性）[29,30]や、日中（特

に午前中）の眠気・集中力の低下などがあげられます[31,32]。睡眠の不足で最も注意したいポイントは、この"日中の活動障害"です。昼間に働く日勤労働者にとって、睡眠不足による日中の活動障害の影響はとても大きいです。生産性や作業効率の低下だけでなく、事故発生のリスクまでも増加させてしまいます[33]。さらに危険なのは、そうした日中の活動障害が睡眠不足によって引き起こされていることに気付いていない人が思いの外多いことです。また、睡眠が不足すると脳血流が低下し、人間らしい感情や理性を司る前頭葉がダメージを受けます[34]。それにより感情のコントロールが上手く出来なくなり、対人関係の問題が生じたりリスクの高い選択を好んだりする傾向が表れてきます[35]。職場の様々な問題に実は睡眠不足が関わっていることを知りましょう。逆に言えば、睡眠を充分にとるだけで案外簡単に問題が解決出来るかもしれません。

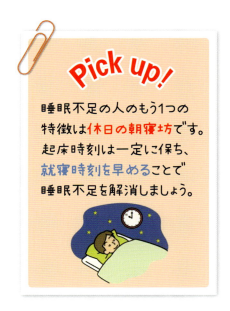

Pick up!
睡眠不足の人のもう1つの特徴は**休日の朝寝坊**です。起床時刻は一定に保ち、**就寝時刻を早める**ことで睡眠不足を解消しましょう。

> 3DSSの大きな特徴の1つとして、被験者が
> **短時間睡眠者か長時間睡眠者か**は
> さほど影響を受けずに測定することが出来ます。

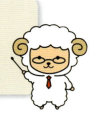

※3DSSを使用する上での注意点

本尺度は日勤労働者用として開発されたものです。交代勤務や夜勤に従事する人、また専業主婦や学生といった非就労者については、現在のところ信頼性・妥当性が充分には明らかにされていません。

5. 3DSSの性・年代別における得点分布

図1は一般日勤労働者の男性461名、女性174名における性・年代別の得点分布になります。n数は表1の通りです。

表1. 対象者の性・年代別におけるn数

	全体	20代以下	30代	40代	50代以上
男性	461	58	117	208	78
女性	174	19	80	60	15

1）位相尺度

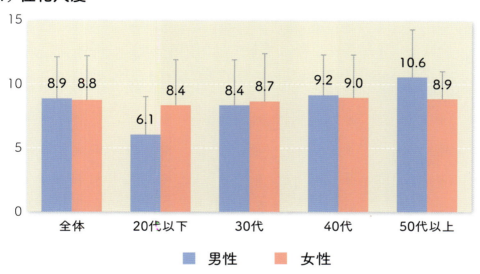

図1. 性・年代別にみた位相尺度得点.

女性では位相得点はどの年代でもほぼ変わらない結果となっています。一方で男性では明らかな年代差がみられており、20代以下で特に低く、逆に50代以上では突出して高くなっています。拘束の少ない状態では男性の方が女性よりも生物学的に夜型化しやすくなるため、既婚率の低い若年者ほど点数が低くなっていると考えられます。また、ヒトは加齢とともに朝型化していきますが、日本では「妻は夫よりも早く寝てはならない」という考え方が未だ根強いためか、女性では男性ほど加齢による朝型化が目立たないようです。

2）質尺度

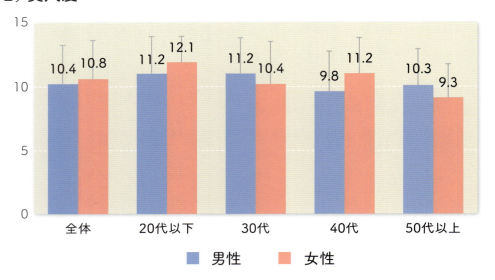

図2. 性・年代別にみた質尺度得点.

全体的に若年者ほど高く、男性ではうつ病や睡眠時無呼吸症候群の罹患率が高い40代から、女性では更年期が訪れる50代から質の低下がみられています。

3）量尺度

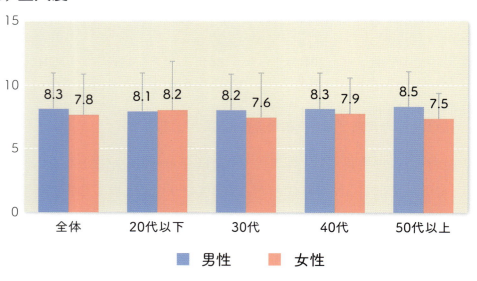

図3. 性・年代別にみた量尺度得点.

男性ではどの年代もほぼ変わりませんが、女性では20代が最も高くなっています。日本人における睡眠時間は若年者では男性が短く、中年以降では女性が短くなりますが、その特徴がよく反映されている結果といえます。

6. SDS得点に基づいた抑うつ度別における得点分布

一般日勤労働者の男性461名、女性174名を、自己評価式抑うつ尺度（以下SDS）[36-38]得点に基づき39点以下（正常群）、40～49点（軽度抑うつ群）、50点以上（中等度抑うつ群）に分けて位相・質・量の各得点を比較したものです。

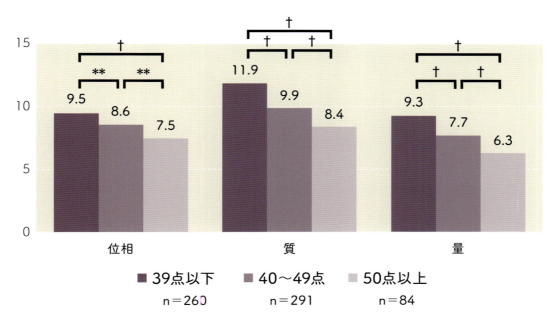

図4．SDS得点別にみた位相・質・量尺度得点．共変量に年齢、性別、婚姻、事業所を設定しANCOVAを施行．（**;p<0.01、†;p<0.001ペアごとの比較、Bonferroni調整）

位相、質、量すべてにおいて正常群が最も高く、中等度抑うつ群が最も低い結果となりました。また、正常群と軽度抑うつ群および軽度抑うつ群と中等度抑うつ群との間にも有意差がみられていました。3DSSにおいて位相・質・量いずれにおいても点数が低くなるにつれて抑うつ度が高くなることが考えられます。

3DSSのカットオフ値について

カットオフ値については、PSQI陽性者および陰性者を用いたカットオフ値の検証では位相および量得点が8/9点、質得点が10/11点が最適ではないかという結果が出ています[39]。従って現段階ではこれらの得点を推奨しておりますが、今後変更となる可能性もあります。

7. 位相・質・量の3次元評価に基づく睡眠型の分類

カットオフ値に基づき3次元評価における睡眠型を想定すると表2のような8つのパターンが考えられます。

表2. 3次元評価に基づく8パターンの睡眠型の分類

パターンNo.（睡眠型）	位相	質	量
	カットオフ値以上→○、カットオフ値以下→×		
1（良好型）	○	○	○
2（不規則型）	×	○	○
3（質低下型）	○	×	○
4（短眠型）	○	○	×
5（不規則・質低下型）	×	×	○
6（不規則・短眠型）	×	○	×
7（質低下・短眠型）	○	×	×
8（不良型）	×	×	×

一般日勤労働者の男性461名、女性174名の平均値を3次元評価で示すと、図5のようになっております。現時点で推奨されているカットオフ値（位相8/9点、質10/11点、量8/9点）に基づくと、男女ともに"不良型"に分類されます。

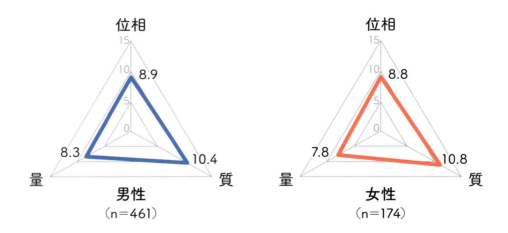

図5. 男女別一般日勤労働者の3次元型睡眠評価.

図1～5: Matsumoto Y, et al. Sleep and Biol Rhythms 2016 [40] より作成。

8．被験者へのフィードバック用"睡眠型診断結果表"

　3DSSの各得点と睡眠型を示した結果表を出力することが出来ます。画面上で選択していき結果を出す出力法と、大勢の被験者の結果を一括で出す出力法があります。従って、社員全員へのフィードバックが可能です。

　診断結果には位相・質・量に関する簡単な解説と、各睡眠型の特徴や対策についての説明も記載されてあります。自分の睡眠状態についてわかりやすく把握出来るだけでなく、産業医・保健師にとっても労働者に対する保健指導がより行いやすくなります。ただし、3DSSはあくまでスクリーニング用のものであるため、より正確に把握するためには本人と直接面談して問診を行う必要があります。この睡眠型による分類を利用した研究調査の報告[40]もあります。

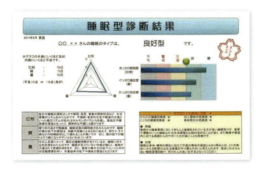 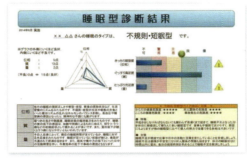

図6．睡眠型診断結果表見本（協力：日立製作所）

「現在の睡眠を改善すべきか」の判断には
尺度得点の他に、「本人が困っているか」
ということも忘れずに参考にしましょう。

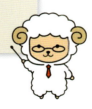

9．特に注意したい、尺度得点の低得点者

　著しく点数の低い者に対して、医療機関への受診の必要性を考える際の参照用データを示します。日勤労働者635名の位相・質・量得点における各得点者の累積パーセントは以下のようになっておりました。

表4. 各尺度得点別にみた、累積パーセント.

得点	位相	質	量
0	0.3	0.2	1.1
1	1.4	0.3	1.9
2	3.8	0.8	2.7
3	6.0	1.3	5.5
4	10.1	4.1	9.0
5	16.4	6.1	17.5
6	24.9	10.9	28.7
7	33.7	15.9	42.2
8	44.4	26.1	54.3
9	54.0	36.7	67.9
10	68.0	46.8	80.6
11	78.9	57.2	88.0
12	86.5	69.6	92.6
13	92.0	82.4	96.1
14	96.2	92.3	98.4
15	100.0	100.0	100.0

　累積パーセントが5％未満（赤色）の得点者では、標本集団から明らかに逸脱した睡眠状態であることが考えられます。黄色い部分が20％未満、緑色の部分が推奨しているカットオフ値よりも低い得点エリアを指します。

引用文献

1) 松本悠貴, ほか. 睡眠の位相・質・量を測る3次元型睡眠尺度(3 Dimensional Sleep Scale; 3DSS)－日勤者版－の信頼性・妥当性の検討. 産衛誌 2014; 56: 128-140.

2) Yen CF, et al. The multidimensional correlates associated with short nocturnal sleep duration and subjective insomnia among Taiwanese adolescents. Sleep 2008; 31: 1515-25.

3) van Mill JG, et al. Sleep duration, but not insomnia, predicts the 2-year course of depressive and anxiety disorders. J Clin Psychiatry 2014; 75: 119-26.

4) Buysse DJ, et al. The Pittsburgh Sleep Quality Index: a new instrument for psychiatric practice and research. Psychiatry Res 1989: 28; 193-213.

5) 土井由利子, ほか. ピッツバーグ睡眠質問票日本語版の作成. 精神科治療学 1998; 13: 755-763.

6) Horne JA, et al. A self-assessment questionnaire to determine Morningness-Eveningness in human circadian rhythms. Int J Chronobiol 1976; 4: 97-110.

7) Kitamura S, et al. Evening Preference is related to the incidence of depressive states independent of sleep-wake conditions. Chronobiol Int 2010; 27: 1797-1812.

8) Archer SN, et al. Polymorphism in the PER3 promoter associates with diurnal preference and delayed sleep phase disorder. Sleep 2010; 33: 695-701.

9) Osland TM, et al. Association study of a variable-number tandem repeat polymorphism in the clock gene PERIOD3 and chronotype in norwegian university students. Chronobiol Int 2011; 28: 764-770.

10) Lazar AS, et al. Sleep, diurnal preference, health, and psychological well-being: A prospective single-allelic-variation study. Chronobiol Int 2012; 29: 131-146.

11) Taillard J, et al. Time course of neurobehavioral alertness during extended wakefulness in Morning- and Evening-type healthy sleepers. Chronobiol Int 2011; 28: 520-527.

12) Mongrain V, et al. Phase relationships between sleep-wake cycle and underlying circadian rhythms in Morningness-Eveningness. J Biol Rhythms 2004; 19: 248-257.

13) Baehr EK, et al. Individual differences in the phase and amplitude of the human circadian temperature rhythm: with an emphasis on morningness-eveningness. J Sleep Res 2000; 9: 117-127.

14) 宮崎総一郎, ほか. 不眠不休の対処法. 徹夜完全マニュアル. 千代田区：中経出版, 2012: 92-103.

15) 香川靖雄. 時間栄養学の概略. 時間栄養学. 豊島区：女子栄養大学出版部, 2009: 12-35.

16) Hirano A, et al. A balanced diets is necessary for proper entrainment signals of the mouse liver clock. PLoS One 2009 4: e6909.

17) Froy O, et al. Effect of feeding regiments on circadian rhythms: implications for aging and longevity. Aging 2010: 2; 7-27.

18) 久保達彦. 交代勤務者の発がんリスク評価に関する時間生物学の進展. 時間生物学 2013; 19: 11-16.

19) Ford DE, et al. Epidemiologic study of sleep disturbances and psychiatric disorders: an opportunity for prevention. JAMA 1989; 262: 1479-1484.

20) Baglioni C, et al. Insomnia as a predictor of depression: a meta-analytic evaluation of longitudinal epidemiological studies. J Affect Dis 2011; 135: 10-19.

21) 亀井雄一. 気分障害にみられる睡眠障害. Prog Med 2004; 24: 1007-12.

22) 内村直尚. 不眠症. 睡眠学. 日本睡眠学会編. 新宿区：朝倉書店, 2011: 448-455.

23) 太田龍朗. 気分障害に伴う睡眠障害. 睡眠学ハンドブック. 新宿区：朝倉書店, 1994: 316-322.

24) 佐藤　幹. 単極性うつ病の睡眠仮説と治療. 睡眠医療 2012; 6: 191-197.

25) 脳血管疾患及び虚血性心疾患等の認定基準. 厚生労働省. [Online].　2001 [cited 2011 Dec 12]; Available from: URL: http://www.mhlw.go.jp/houdou/0112/h1212-1.html#top

26) 堀　忠雄. 長時間睡眠者と短時間睡眠者. 睡眠心理学. 京都市：北大路書房, 2008: 71-75.

27) 櫻井　滋, ほか. 睡眠衛生の見直し. 睡眠障害知る診る治す. 新宿区：メジカルビュー社, 2014: 55-57.

28) Dement WC, et al. Cyclic variations in EEG during sleep and their relation to eye movements, body motility and dreaming. Electroencephalogr Clin Neurophysiol 1957; 9: 673-690.

29) Balkin TJ, et al. Relationship between sleep inertia and sleepiness: cumulative effects of four nights of sleep disruption/restriction on performance following abrupt nocturnal awakenings. Biol Psychol 1988; 27: 245-258.

30) Tassi P, et al. Sleep inertia. Sleep Med Rev 2000; 4: 341-353.

31) Carskadon MA, et al. Nocturnal determinants of daytime sleepiness. Sleep 1982; 5: S73-81.

32) Garbarino S, et al. The contributing role of sleepiness in highway vehicle accidents. Sleep 2001; 24: 203-206.

33) Salminen S, et al. Sleep disturbances as a predictor of occupational injuries among public sector workers. J Sleep Res 2010; 19: 207-213.

34) 小山文彦, ほか. 労働者の抑うつ, 疲労, 睡眠障害と脳血流変化―99mTc-ECD SPECTを用いた検討―. 日職災医誌 2010; 58: 76-82.

35) Venkatraman V, et al. Sleep deprivation biases the neural mechanisms underlying economic preferences. J Neurosci 2011; 31: 37123718.

36) Zung WWK. A self-rating depression scale. Arch Gen Psychiat 1965; 12: 63-70.

37) Zung WWK, et al. Self-rating depression scale in an outpatient clinic. Arch Gen Psychiat 1965; 13: 508-515.

38) 福田一彦, ほか. 自己評価式抑うつ性尺度の研究. 精神神経学雑誌 1973; 75: 673-679.

39) 松本悠貴, ほか. 3次元型睡眠尺度（3 Dimensional Sleep Scale; 3DSS）－日勤者版－のカットオフ値について:ピッツバーグ睡眠質問票（Pittsburgh Sleep Quality Index: PSQI）による睡眠障害判定を用いた検討. 産衛誌 2015; 57: 140-143.

40) Matsumoto Y, et al. Day workers suffering from a wider range of sleep problems are more likely to experience suicidality. Sleep Biol Rhythms 2016; 14: 369-376.

【著　者】
松本　悠貴 （まつもと　ゆうき）

長崎県出身　昭和56年6月3日生まれ

現　　職　　久留米大学医学部環境医学講座　助教

略　　歴　　2006年3月久留米大学医学部医学科　卒業
　　　　　　2012年3月久留米大学大学院医学研究科社会医学群健康科学講座博士課程　修了
　　　　　　2012年4月久留米大学医学部環境医学講座　助教

受 賞 歴　　2015年5月産業衛生学雑誌　優秀論文賞　受賞
　　　　　　2017年5月日本睡眠学会　睡眠研究奨励賞　受賞

【監　修】
内村　直尚 （うちむら　なおひさ）

福岡県出身　昭和31年7月3日生まれ

現　　職　　久留米大学 副学長・医学部長
　　　　　　久留米大学医学部神経精神医学講座 教授
　　　　　　学校法人久留米大学 理事・評議員
　　　　　　久留米大学高次脳疾患研究所 所長

略　　歴　　1982年3月久留米大学医学部 卒業
　　　　　　1986年3月久留米大学大学院医学研究科生理系専攻博士課程 修了
　　　　　　2007年4月久留米大学医学部神経精神医学講座 教授
　　　　　　2012年4月久留米大学高次脳疾患研究所 所長
　　　　　　2013年4月久留米大学 医学部長
　　　　　　2016年10月久留米大学　副学長

主な著書　　「眠らない、眠れない」法研　東京　1999
　　　　　　「現代病としての睡眠障害」日本評論社　東京　2000
　　　　　　「すべての診療科で役立つ・精神科必修ハンドブック」羊土社　東京　2005
　　　　　　「睡眠学」朝倉書店　東京　2009
　　　　　　「患者さんの生活改善」うつ病の事典　日本評論社　東京　2011
　　　　　　「睡眠障害の対応と治療ガイドライン第2版」じほう　東京　2012
　　　　　　「不眠とストレス」創元社　大阪　2015　ほか

3次元型睡眠尺度マニュアル
〜はたらく現代人のための睡眠チェックシート〜

2018 年　3 月 30 日　初版発行

著作者　　松本　悠貴　　　　　　　　　　Ⓒ 2018

監 修　　内村　直尚

挿 絵　　株式会社アット イラスト工房
　　　　　古内　由香

発行所　　丸善プラネット株式会社
　　　　　〒 101-0051　東京都千代田区神田神保町二丁目17番
　　　　　電話 （03）3512-8516
　　　　　http://planet.maruzen.co.jp/

発売所　　丸善出版株式会社
　　　　　〒 101-0051　東京都千代田区神田神保町二丁目17番
　　　　　電話 （03）3512-3256
　　　　　http://pub.maruzen.co.jp/

印刷・製本　株式会社日本制作センター

ISBN 978-4-86345-373-9 C0047